Renate Sültz

Was tat Mutter!
Gesundheitstipps und
praktische Tipps im Haushalt

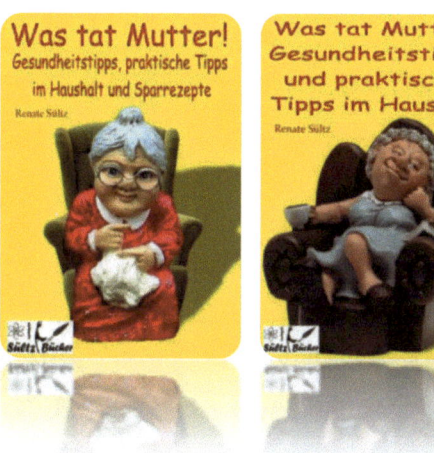

BoD - Books on Demand

Norderstedt 2018

Bibliografische Information durch die
Deutsche Nationalbibliothek

Die Deutsche Nationalbibliothek
verzeichnet diese Publikation in der
Deutschen Nationalbibliografie; detaillierte
bibliografische Daten sind im Internet über
http://dnb.dnb.de abrufbar.

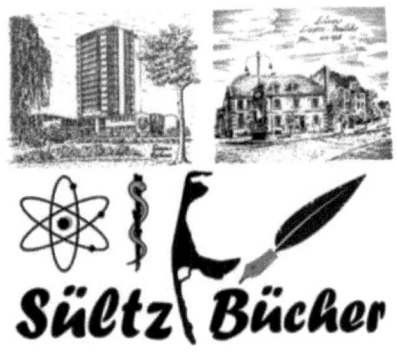

Herstellung und Verlag: BoD – Books on
Demand, Norderstedt

ISBN 9-78374-8-13902-7

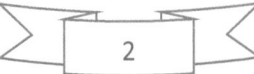

AF186755

Inhalt:

Was tat Mutter... wenn ich Bauchweh und Durchfall hatte?

Bevor sie einen Arzt in Anspruch nahm, versuchte sie erst einmal selbst das Übel an der Wurzel zu packen. Ich hatte als Kind sehr oft Bauchweh und Durchfall. Mutter steckte mich dann sofort ins Bett. Sie kochte einen Brei aus Haferflocken und Wasser. Damit er nicht so öde schmeckte, streute sie ein wenig Zucker darüber und träufelte etwas Kondensmilch darauf.

Kohletabletten hatte Mutter immer im Haus. Die setzte sie ein, wenn auch Durchfall mich quälte. Davon musste ich drei Mal am Tag eine schlucken. Eine Mischung aus frischer Kamille und Pfefferminzblättern zu einem Tee aufgebrüht, half zusätzlich. Bevor ich einschlief, legte sie mir noch eine Wärmeflasche auf den Bauch. Nach zwei Tagen ging es mir wieder besser. Sollte aber der Durchfall bei ihnen stärker werden und sich nicht bessern, sollten sie einen Arzt aufsuchen.

Was tat Mutter... wenn ich Fieber hatte?

Meine Mutter hatte nur einen einfachen Fiebermesser. Oft hat sie einfach nur gefühlt und konnte dabei schon einschätzen, wie hoch das Fieber war. Bei Fieber kämpft der Körper gegen eingedrungene Vieren an, die uns krank machen wollen. Wenn jedoch unsere Abwehrkräfte stark genug sind, schaffen wir es auch sie zu besiegen. Voraussetzung dabei ist immer, das Fieber nicht sofort zu unterdrücken. Bis 39 Grad Körpertemperatur, sollten wir erst mal nichts machen. Decken sie sich hoch zu, schlafen und trinken sie viel.

Steigt das Fieber aber auf 40 Grad an, versuchen sie wie Mutter es tat, die Temperatur wieder in den Normalbereich zu bekommen. Hier kamen dann die altbewährten Wadenwickel ins Spiel. Sie umwickelte beide Waden mit einem Handtuch, welches sie vorher in eiskaltem Wasser gelegt hatte. Leicht auswringen. Anschließend die nassen Handtücher mit einem trockenen, angewärmten Tuch umwickeln. Im ersten Moment ist es unangenehm aber sehr hilfreich. Der Kranke sollte sich zudecken und schlafen. Sind die Handtücher durch die Körperwärme getrocknet, ist auch meistens das Fieber gesunken. Steigt das Fieber sehr hoch und lässt sich nicht senken, bitte sofort einen Arzt kommen lassen.

Was tat Mutter… wenn ich Husten hatte?

Die altbewährten Hausmittel sind meiner Meinung nach immer noch die Besten. Bevor meine Mutter sich auf den Weg in die Apotheke machte, kochte sie einen Sud aus Wasser, 6-7 In Stücke geschnittene Zwiebeln, einer ganzen, kleingeschnittenen Knoblauchzwiebel und braunem Kandis. Das war sie allerdings nicht sparsam und nahm auch oft mehr Kandis, damit ein dicker Hustensaft entstehen konnte. Das Ganze mindestens auf kleiner Hitze eine Stunde köcheln lassen. Den selbst gemachten Hustensaft abkühlen lassen und in eine Flasche mit Schraubverschluss füllen. Den Saft im Kühlschrank aufbewahren. Von diesem Sirup, der angenehm süß schmeckte, gab sie mir drei Mal am Tag zwei Esslöffel. Wenn der Husten hartnäckig war, stellte sie den Saft ein weiteres Mal her. Der Schleim löste sich davon recht gut und der Hustenreiz wurde eingedämmt. Der Saft liefert wichtige Inhaltsstoffe für den Körper und gibt ihm neue Kraft.

Auch hier bitte einen Arzt aufsuchen, wenn der Husten nicht abklingen will.

Was tat Mutter… wenn ich Kopfschmerzen und Nasenbluten hatte?

Im Kindesalter litt ich oft an Kopfschmerzen und Nasenbluten. Oft waren die Kopfschmerzen so stark, dass ich weinen musste. Mit einem kalten Lappen auf der Stirn für die Kopfschmerzen und einem kalten, nassen Tuch im Nacken für die Blutung aus der Nase konnte Mutter helfen. Irgendwann hörte es auf zu bluten und gegen die Kopfschmerzen strich sie mir noch etwas Minzöl auf die Stirn. Generell sollte man nicht so schnell die Nerven verlieren, wenn mal die Nase blutet.

Was tat Mutter... wenn ich eine Schürfwunde hatte?

Kinder toben nun mal gerne herum. Auch ich damals. Ich habe auch gerne mit den Nachbarsjungen Fußball gespielt. Eine Schürfwunde am Knie oder am Arm war normal. Zuerst nahm meine Mutter ein sauberes Tuch und tupfte vorsichtig um die Wunde herum den Schmutz weg. Dabei sollte man vermeiden an der Wunde zu reiben, sonst könnte schnell Dreck hineingeraten und sie entzündet sich. Viele denken, ohne Pflaster heilt die Verletzung besser. Das ist nicht ganz richtig. Sie sollte mit einem sterilen Pflaster abgedeckt werden. Darunter kann sich dann in Ruhe eine Kruste bilden, die einige Tage später von alleine wieder abfällt.

Was tat Mutter... wenn ich mir den Fuß
verstaucht hatte?

Beim Seilspringen oder beim Gummitwist konnte es
schnell passieren. Viele erinnern sich noch daran.
oder auch beim Hinkeln in die einzelnen, mit Kreide
gezogenen Kästchen. zum Arzt gehen kam für
Mutter so schnell nicht in Frage. Mit kalten
Umschlägen kühlte sie mir das Gelenk. Diese
wurden in regelmäßigen Abständen erneuert, bis
die Schwellung zurückging. Für die Nacht rührte
sie etwas Heilerde mit Wasser an. Diese breiige,
nicht zu flüssige Masse, strich sie auf die
geschwollene Stelle und fixierte alles mit einem
losen Verband. Einige Tage später tobte ich schon
wieder draußen herum.

Was tat Mutter... wenn ich mich verbrannte?

Schnell haben sich kleine Kinder Verbrennungen zugezogen, weil sie einfach neugierig sind und alles untersuchen wollen. Da müssen Eltern schnell reagieren. Nur oft ist es dann schon zu spät. Aber keine Panik. Bei leichten Verbrennungen hielt Mutter sehr lange das Händchen unter den laufenden Wasserhahn. Das eiskalte Wasser kühlte die Haut angenehm ab und sorgte dafür, dass die Brandblase klein blieb. Machen sie nicht den Fehler, die Brandstelle in Mehl einzutauchen oder mit Öl zu bestreichen. Auch bitte stechen sie nie eine Brandblase auf. Die Infektionsgefahr ist zu groß. Bei größeren Verbrennungen suchen sie schnell einen Arzt auf.

Was tat Mutter… wenn mich Mücken gestochen hatten?

Schon als Kind entwickelte ich eine ausgeprägte Allergie gegen Mückenstiche. Die Einstichstellen wurden sehr dick und entzündeten sich stark. Zuerst kühlte Mutter die Stelle mit eiskalten, nassen Tüchern. Danach schnitt sie eine Zwiebel in zwei Teile. Mit der Schnittstelle rieb sie ununterbrochen über den Stich. Sie entwickelte dabei eine unglaubliche Ausdauer. Na, ja wenn es um ihr Töchterchen ging tat sie einfach alles. Sie drückte, während sie mit der Zwiebelhälfte rieb immer fest, damit der Saft der Zwiebel herauskam. Irgendwann ließ der Juckreiz nach, die Schwellung ging zurück und ich konnte wieder zum Spielen gehen.

Die Zwiebel kühlt nicht nur, sondern desinfiziert und wirkt entzündungshemmend. Leider müssen wir immer, gerade im Sommer damit rechnen gestochen zu werden, dann genügt ein Griff ins Gemüsefach.

Was tat Mutter... wenn ich Ohrenschmerzen hatte?

Das ist eine fiese und schmerzhafte Angelegenheit. Oft geht das Gehör weg, es pocht und sticht, das Ohr wird rot und die Schmerzen können bis in die Lymphdrüsen ziehen. Bei leichten Ohrenschmerzen erwärmte meine Mutter etwas Pflanzenöl. Ich musste den Kopf schräg halten oder mich hinlegen. Sie ließ vorsichtig ein paar Tröpfchen des warmen Öls hineinlaufen. Mutter verschloss das Ohr anschließend mit einem nicht zu kleinen Wattebausch. Zum Schluss fixierte sie noch alles mit einem Wollschal. Über Nacht konnte dann das Öl seine heilende Funktion ausüben. Ich schlief zufrieden und beschützt ein. Am anderen Morgen wiederholte sie diese Prozedur und oft ging nach ein paar Tagen die Entzündung weg.

Bitte gehen sie nicht mit Wattestäbchen ins Ohr. In jedem Gehörgang befindet sich der sogenannte Ohrenschmalz, der das Ohr schützt. Mit einem Wattestäbchen schieben sie ihn zusammen und es entsteht ein Pfropfen, der sich entzündet.

Es hilft dann nur noch der Gang zum Ohrenarzt, der den Gehörgang ausspülen muss. Dann drückt er eine Salbe hinein, damit die Entzündung weggeht.

Was tat Mutter... wenn die Wandfliesen stumpf
blieben?

Fettflecken vom Kochen und Braten, lassen
Wandfliesen übel aussehen. Nicht immer bekommt
man sie mit Reinigungsmitteln richtig sauber. Meine
Mutter war erfinderisch. Auch hat sie immer eine
Möglichkeit gesucht um Geld zu sparen. Um ein
Mittel für die schmutzigen Fliesen zu finden,
schlich sie sich in Vaters Hobbykeller und griff sich
eine Flasche Autopolitur. Die Politur löste das Fett
auf den Fliesen und konnte nach einer Weile blank
gerieben werden. Die Küchen- und Badfliesen
bekamen einen herrlichen Glanz und waren sauber.
Wenn wir Besuch bekamen, wunderten sich alle
über den Glanz und Mutter konnte sich das Lachen
nicht verkneifen.

Was tat Mutter... wenn die Kaffeefilter
ausgingen?

Ausgerechnet wenn die Gäste zum Kaffeetrinken
kamen, waren keine Filtertüten mehr da. Eigentlich
eine peinliche Sache. Doch nicht für meine Mutter.
Improvisieren hatte sie wohl gelernt, denn es gab
auch schlechte Zeiten. Mutter musste oft mit sehr
wenigen Mitteln zurechtkommen. Naheliegend wäre
für uns ein Blatt von einer Küchenrolle zu nehmen.
Doch damals gab es die noch nicht. Mutter ging und
holte ein weißes, dünnes Leinentuch. Sie schnitt es
auf die Größe einer Filtertüte zurecht und konnte
so einen bestens gefilterten Kaffee zaubern.
Probieren sie es doch mal aus. Jedenfalls war das
Kaffeekränzchen gerettet.

Was tat Mutter... wenn mal kein Waschmittel
mehr da war?

Mir ist das auch schon häufig passiert. Aber meine
Mutter machte sich gar nichts daraus. Da sie sehr
sparsam war, sammelte sie Flaschen mit
Haarwaschmittelresten. Auch Seifenspender mit
Seifenresten. Sie nahm einen kleinen Kanister, in
dem sie die ganzen Reste hineingab. So hatte sie
immer genügend Reservewaschmittel parat. Ob 30
°, 60 ° oder Kochwäsche, die Kleidungsstücke,
Handtücher, Pullis und Unterwäsche waren sauber
und dufteten sehr frisch. Probieren sie es doch
mal.

Was tat Mutter… wenn die Schränke muffig gerochen haben?

Gerade Schränke oder Kommoden, die im Keller gelagert wurden oder auf dem Speicher, riechen schnell nach Muff. Mutter nahm, je nach Größe, 1 bis 3 Schälchen Badesalz oder Kaffeepulver und stellte diese in den Schrank. Damit der Erfolg von Dauer war, erneuerte sie die Schälchen alle 2 Wochen. Ein Schälchen mit Kaffeepulver gab sie auch meinem Vater mit. Er stellte das Schälchen unter den Beifahrersitz, damit die Zigarette nicht zu riechen war.

_____

Was tat Mutter... wenn Sekundenkleber irgendwo hin tropfte?

Sekundenkleber auf dem Tisch lässt sich mit dem Fön entfernen. Die Klebestelle wird erwärmt, der Kleber wird weich und lässt sich abwischen. Aber nicht zu stark erwärmen!

Auf der Haut lässt sich der Kleber mit Sonnenblumenöl oder Vaseline entfernen. Die Stelle einfach einweichen lassen.

Renate Sültz

Was tat Mutter! Gesundheitstipps, praktische Tipps im Haushalt und Sparrezepte

Teil 2

Inhalt:

Viel Freude mit Schnittblumen

Immer weiße Gardinen

Anfeuern des Kohleofens

Fleischwurst, Salzkartoffeln und Salat

Stromausfall

Weißkohleintopf mit Bauchfleisch

Wenn der Kühlschrank nicht mehr kühlt

Was tat Mutter... bei einer Ameisenplage?

Insekten sind normalerweise nützliche Tiere,
können aber schon mal die Orientierung verlieren
und sich an Stellen aufhalten, an denen es dem
Menschen ein Graus ist. Ameisenplagen hat man im
Sommer häufig, auch fliegende Ameisen. Besonders
wenn es sehr warm und schwül ist. Jedoch eine
Ameisenstraße, die um das Haus herum geht ist
wohl der Gipfel. Da hört die Liebe zu den kleinen,
flinken Arbeitern auf. Tja was tat Mutter wohl in
dieser Situation? Sie bekam erst mal einen
Wutanfall. Doch dann reagierte sie gelassen und
erfahren. Da sie früher viel gebacken hatte, war
immer genügend Backpulver im Schrank. Für eine
Ameisenstraße benötigte sie viel davon. Dann
schickte sie mich noch zum Tante Emma- Laden an
der Ecke, um noch einige Päckchen zu kaufen.
Jetzt konnte der Kampf losgehen. Mutter streute
ringsherum das weiße Pulver, genau da wo die
Ameisenstraße herging. Nach ein paar Tagen waren
die Krabbler nicht mehr zu sehen.

Was tat Mutter, wenn sich Schnecken im Garten
breit gemacht hatten?

Jeder hatte wohl schon mal Schnecken in seinem Garten. Das macht ja nichts, solange es nicht zur Plage wird. Dann fressen sie alles, was aus dem Boden wächst an. Die Nacktschnecken sind hungrig und kennen kein Erbarmen. Auch in dieser Situation wusste Mutter sich zu helfen. Sie nahm mehrere große Schalen und stellte sie zwischen die Blumen- und Gemüsebeete. Dann füllte sie die Schalen mit Bier auf. Bier ist für Nacktschnecken etwas sehr köstliches. Sie trinken davon so viel, dass sie anschließend betrunken in die gefüllte Schale fallen. Sie ertrinken. Einige Tage später ist die Plage vorbei, die Schalen sind voller Schnecken und so schnell kommt keine mehr in den Garten.

Was tat Mutter… wenn der Kühlschrank nicht mehr viel zu bieten hatte?

Meine Mutter musste oft mit wenigen Mitteln die Familie satt bekommen. Da mein Vater nicht viel verdiente, war das nicht immer einfach. Ein Gericht kann ich mich noch besonders gut erinnern. Ich mochte es sehr gerne:

Pellkartoffeln in Specksoße

Zutaten für drei Personen:

Kartoffeln (nicht zu weichkochende). Die Menge richtet sich nach dem Appetit der einzelnen Personen.

2 dicke Scheiben geräucherter Rückenspeck.

1. Zwiebel.

2 Esslöffel Mehl.

Pfeffer und Salz.

1/2 Bund frische Petersilie.

Zubereitung:

Den Speck in Würfel schneiden.

Ebenfalls die Zwiebel. Die Petersilie klein
schneiden.

Den Speck mit etwas Butter in einer großen Pfanne
braun werden lassen. Nun die Zwiebel dazugeben
und alles zusammen knusprig braun werden lassen.
Sehr schnell das Mehl einräumen bis es schäumt.
Etwas Wasser angießen und mit Pfeffer und Salz
würzen. Wenn die Soße sämig ist, die Petersilie
dazugeben. Die Kartoffel pellen und in die Soße
geben. Auf Tellern anrichten und mit einem
frischen Salat servieren.

Auch Eierpfannkuchen gehörten zu diesen Sparrezepten

Zutaten:

500g Mehl.

6 Eier.

Salz.

Etwas kaltes Wasser.

Etwas Milch.

Zucker.

Puderzucker.

Pflaumenmus.

Pflanzenöl

Zubereitung:

Alle Zutaten mit dem Schneebesen zu einem geschmeidigen Pfannkuchenteig verarbeiten. Sollte er zu dick sein, noch etwas Milch dazugeben. Nach und nach die Pfannkuchen backen und mit Pflaumenmus und Puderzucker bestreichen. Aufrollen und servieren.

―――――――――――――――――――――――――――――――――――

Und noch ein Sparrezept fällt mir ein.

Kartoffel-Käse-Porree-Auflauf

Zutaten für drei Personen:

5-6 gekochte Kartoffeln.

300 ml Sahne.

1 Päckchen gemischte Kräuter aus der Kühltruhe.

1 dicke Stange Porree.

Käse am Stück mittel alt.

Pfeffer, Salz, Paprikagewürz.

Sojasoße.

Zubereitung:

Die Kartoffeln weich kochen und abkühlen lassen.
Die Stange Porree waschen und in kleine, dünne
Ringe schneiden. Nun die gekochten Kartoffeln in
Scheiben schneiden und in die vorher gut
ausgebutterte Auflaufform geben. mit dem
geschnittenen Porree mischen. Alles gut würzen
mit Pfeffer, Salz, Paprikapulver und Sojasoße. Mit
Sahne alles aufgießen und den Käse dick darüber
reiben. Im Backofen bei 180 Grad garen. Der
Auflauf ist fertig, wenn die Oberfläche des Käses
schön braun geworden ist. Jetzt auf Tellern
anrichten und mit süßem Obst servieren.

————————————————————————

Was tat Mutter... wenn ich Verstopfung hatte?

Neben den anderen kleinen Zipperlein, gehört natürlich die Verstopfung auch dazu. Ich hatte als Kind hin und wieder das Problem, nicht zur Toilette gehen zu können. Mein Bauch schwoll dick an und schmerzte. Man sagt, dass einmal in der Woche ein Toilettengang ausreicht. Aber bei mir war es immer so, dass ich jeden Tag gehen konnte.

Dieses Thema ist genauso unappetitlich wie Durchfall, jedoch ernst zu nehmen. Ein Darmverschluss kann tödlich enden, wenn nicht sofort gehandelt wird. Für dieses Problem ließ meine Mutter sich in der Apotheke einen Tee mischen. Dieser bestand aus verschiedenen Sorten, die mir aber nicht mehr im Gedächtnis geblieben sind. Allerdings kann man nachfragen und gegebenenfalls auch auf eine fertige Teemischung zurückgreifen.

Als nächstes rieb Mutter zwei Äpfel ganz fein und mischte sie mit kleingehackten Nüssen unter feinen Haferflocken. Wem dies zu trocken ist, kann noch etwas Milch und Süßstoff dazugeben. Dies bekam ich jeden Morgen bevor ich zur Schule ging, bis mein Darm wieder gesund war. Übrigens helfen Äpfel bei Verstopfungen und bei Durchfall. Wer sie nicht gerieben mag, sollte täglich zwei Stück essen. Ob kleingeschnitten oder im Ganzen ist egal. Ich finde, dass die Natur unser bester Arzt ist und gegen viele Krankheiten das Richtige liefert. Ursprünglich war es wohl auch so gedacht.

————————————————————

Was tat Mutter… damit die Wäsche schön frisch und sauber wurde?

Als ich klein war, hatte meine Mutter noch keine Waschmaschine. In unserem Haus befand sich ein Waschraum im Keller. Dort stand ein riesiger Steinkessel mit einem ebenso riesigen Deckel. Dieser wurde mit Holz angeheizt bis das Wasser, das sich in ihm befand kochte. Nun wurde die weiße Wäsche hineingegeben. Flüssige Schmierseife und Soda sorgten für die nötige Bleiche. Der Deckel kam darauf und die Wäsche wurde solange gekocht bis sie sauber war. Dies kontrollierte meine Mutter mit einer langen Holzzange. Zwei weitere Wasserbecken wurden mit kaltem Wasser gefüllt. Mit der Zange füllte meine Mutter die Wäsche um.

In einem Behälter wurde die Wäsche gespült und in dem anderen Behälter noch einmal nachgespült. Eine kleine Trockenschleuder galt damals schon als Luxus. Meine Mutter gab die sehr nasse Wäsche hinein und schleuderte sie, damit das meiste Wasser heraus kam. Die Wäsche war nun sauber und rein. Im Sommer hängte Mutter alles nach draußen auf die Leine und die Wäsche duftete noch frischer. Später dann kaufte sie sich eine Waschmaschine. Aber immer sagte sie, dass die Wäsche im Kochkessel sauberer wurde. und auch frischer roch. Ich vermute mal, dass sie Recht hatte.

Und noch ein Sparrezept von meiner Mutter mit wenigen Mitteln.

Bauernpfanne für drei Personen

Zutatenliste:

ca. 7 Kartoffeln.

1 Stück Salami.

2 Scheiben gekochter Schinken.

1 dicke Zwiebel.

1 Päckchen gemischte Kräuter.

3 Eier.

Pflanzenöl.

Pfeffer, Salz und Paprikagewürz.

Rote Beete.

Zubereitung:

Kartoffeln schälen und in Streifen schneiden.(Nicht zu dick schneiden).

Salami und Schinken ebenfalls in Streifen schneiden und die Zwiebel in Würfel. Öl in einer großen Pfanne erhitzen und alles hineingeben. Die Gewürze und Kräuter auch. Wenn alles schön braun gebraten ist und wenn die Kartoffeln weich sind, geben sie die Eier darauf. Alles stocken lassen. Nun können sie die Bauernpfanne servieren und mit Roter Beete servieren.

Was tat Mutter... wenn ich bei den Hausaufgaben
mal einen Fehler machte?

Tintenkiller gab es damals noch nicht. Wie schön
wäre das gewesen. Bei den Schulaufgaben war
Schönschrift angesagt. Meine Mutter und die
Lehrerin legten sehr großen Wert darauf. Die
Verzweiflung war natürlich riesig, wenn in einem
ansonsten ordentlich und korrekt geschriebenen
Text, ein Fehler auftauchte.

Das durfte um Gottes Willen nicht sein. Da meine
Mutter stets die Hausaufgaben kontrollierte, fiel
ihr der Fehler sofort auf. Was konnte sie tun um
möglichst unauffällig den Fehler zu beseitigen? Da
wir nur mit Tintenfüller schreiben durften, war dies
nicht einfach. Mutter ging und holte eine scharfe
Rasierklinge aus dem Bad. Sie setzte eine scharfe
Brille auf und schabte vorsichtig, indem sie die
Klinge flach auflegte, über den Fehler. Dabei war
Vorsicht geboten, denn die Gefahr sich zu verletzen
war sehr hoch. Auch musste sie aufpassen, dass
sie kein Loch ins Papier machte. Anschließend
konnte ich darüber schreiben. Doch ich durfte nicht
fest drücken, da das Papier aufgeraut war und die

obere Schicht an dieser Stelle fehlte. Aber das
Ergebnis konnte sich trotzdem sehen lassen.

Was tat Mutter,

… damit Schnittblumen lange hielten?

Ja, meine Mutter wusste in vielen Dingen Bescheid
und konnte sich auch meistens bestens helfen.
Wenn sie Geburtstag hatte, freute sie sich
besonders, denn die Blumensträuße, die sie
beschenkt bekam hielten immer besonders lange.
Oft wurde sie gefragt, wie sie es denn machen
würde, damit die Blumen so lange frisch bleiben?
Dieses Geheimnis behielt Mutter doch lieber für
sich. Jeden Tag bekam der Blumenstrauß frisches
Wasser und die Stielspitzen wurden ein klein wenig
abgeschnitten. Außerdem gab sie jedes Mal in das
frische Wasser eine halbe Aspirin hinein. Aber
wenn die Blumen besonders lange halten sollten,
sprühte sie die Blüten mit Haarspray ein.

Was tat Mutter... damit die strahlend weißen
Gardienen immer strahlend weiß blieben?

Jeder von uns weiß, dass Backpulver ein
Wundermittel sein kann, wenn es für die richtigen
Dinge eingesetzt wird. Aber wir alle wissen auch,
dass weiße Gardienen ein Aushängeschild für jeden
Haushalt ist. Doch wenn sie etwas älter sind oder
wenn auch noch in den Räumen geraucht wird, ist
es sehr schwierig sie beim Waschen wieder richtig
weiß zu bekommen. Auch da wusste meine Mutter
sich gut zu helfen. Zuerst weichte sie die
Gardienen in der Badewanne ein. Dazu nahm sie
etwas Soda. Nun wartete sie ein- zwei Stunden. In
dieser Zeit wird schon der größte Schmutz aus
dem Gewebe gezogen. Nun nahm sie den Store
heraus, ließ ihn abtropfen und steckte ihn in die
Waschmaschine. Zu der normalen
Waschmittelmenge, gab sie noch zwei Tütchen
Backpulver hinzu. Eine leuchtend- weiße Gardine
kam zum Vorschein und oft hatte man den
Eindruck, sie hätte sich schon wieder eine neue
angeschafft.

Was tat Mutter... wenn der Kohleofen nicht angehen wollte?

Zum Glück haben wir heute keine Probleme mehr damit. Aber man kann nie wissen was noch kommt, wenn die Strom- und Gaspreise weiter so steigen. Eigentlich ist es ganz schön einfach an ein Rädchen zu drehen und schon ist es warm in allen Räumen. Damals gab es noch keine Heizung bei meinen Eltern. Meine Mutter hatte einen Dauerbrandofen im Wohnzimmer, der oft nur mit gutem Zuspruch anging. Nun ja, sie gab stets ihr bestes, damit wir es mollig warm hatte.

Zuerst reinigte sie das Aschenschoss, damit der Ofen von unten besser Luft bekam. Nun säuberte sie mit einem Handfeger den Innenraum. Kleines Ansteckholz war nicht immer da und es war auch damals nicht billig. Zippwürfel gab es schon gar nicht. Doch Mutter wusste sich immer zu helfen. Sie drehte sich kleine Würste aus Papier. Hinterher lag ein ganzer Haufen davon auf dem Boden. Das alte Zeitungspapier war so fest gedreht, dass es sich von selbst nicht mehr auseinanderlösen konnte. Nun brauchte sie viel

Glück, damit der Ofen anging. Das gedrehte Papier wurde aufeinander gehäuft und mit Streichhölzern angezündet. Wenn es anfing zu brennen, legte sie sofort ein Brikett darauf. Wenn dieser anfing zu brennen, konnte sie ein paar Eierkohlen nachlegen. Das wiederholte sie so lange bis eine stabile Glut entstanden ist. Sie stellte den Ofen auf halbe Leistung und lehnte sich zufrieden zurück.

Und noch ein Gericht, wenn Mutter sparen musste.

Gebratene Fleischwurst mit Knoblauch, Salzkartoffeln und Salat nach Wahl

Zutatenliste:

1/2 Kringel Fleischwurst mit Knoblauch.

9 mittelgroße Kartoffeln.

1 Salat- Kopf nach Wahl.

Öl, Essig, Pfeffer, Salz, Zucker.

1/2 Bund Schnittlauch.

Paniermehl.

2 Eier.

Öl zum Braten.

Zubereitung:

Die Fleischwurst der Länge nach in drei gleich
große Scheiben schneiden. Nun die Scheiben wie
ein Schnitzel oder Kotelett panieren. Erst mal zur
Seite stellen. Die Kartoffeln mit dem Sparschäler
schälen und in gesalzenem Wasser zum kochen
bringen. Auf kleiner Temperatur garen. Nun die
Salatsorte, die sie sich ausgesucht haben, waschen
und in einem Sieb abtropfen lassen. Es ist nicht
nötig, den Salat akribisch trocken zu schleudern.
Aus Essig, Öl, gewürfelter Zwiebel, klein
geschnittenem Schnittlauch, zwei Teelöffel Zucker,
Pfeffer und Salz eine Salatsoße herstellen. Den
Salat darauf geben und alles gut vermengen. Zum
Schluss, die Fleischwurstscheiben von allen Seiten

braun braten. Die Kartoffeln abgießen und alles auf
Tellern anrichten.

――――――――――――――――――――――――――

Was tat Mutter... wenn der Strom ausfiel?

Ich gehe mal davon aus, dass früher öfter der
Strom ausfiel, als heute. Nun ja, für diese Fälle
hatte Mutter immer Kerzen und Zündhölzer
griffbereit. Heute verfallen die Menschen in
Hysterie, wenn sie plötzlich keinen Strom haben.
Das ist nachvollziehbar, denn wichtige Daten, die im
PC gespeichert sind können verloren gehen. Oder
ein wichtiges Telefonat wird unterbrochen usw..
Leider bleibt dann auch die Kommunikation auf der
Strecke. Viel haben sich die Menschen heute nicht
mehr zu sagen. Sie brauchen es einfach nicht mehr.
Handy und PC genügen da voll und ganz. Traurig
aber war. Und wer denkt schon daran, sich Kerzen
und Zündhölzer für den Notfall zurecht zu legen?
Damals jedenfalls versammelten sich alle

Familienmitglieder an einen Tisch und erzählten sich bei Kerzenlicht lustige Geschichten. Wir konnten geduldig warten.

_____

Noch ein Sparrezept von meiner Mutter.

Zutaten für ca.3 Personen oder auch ein wenig mehr. Mutter hat immer so gekocht, dass für den anderen Tag noch was übrig war.

Weißkohleintopf mit Bauchfleisch

Zutatenliste:

1 kleiner Weißkohl.

soviel mehlig kochende Kartoffeln nehmen, wie man braucht für einen sämigen Gemüseeintopf. Hier richtet sich die Menge der Kartoffeln auch nach der Größe des Weißkohls.

3 Scheiben Schweinebauch.

1 dickere Scheibe geräucherter Rückenspeck.

1. Zwiebel.

Gemüsebrühe.

Pfeffer, Salz, Muskatnuss.

1/4 Stück Butter.

Zubereitung:

Die großen Blätter des Kohlkopfes entfernen. Nun den Kohl in Streifen schneiden und in einen großen Topf geben. Mit Gemüsebrühe und dem Bauchfleisch bedecken. Zum kochen bringen. Wenn das Gemüse und das Fleisch weich sind, den Topf zur Seite stellen. Das Bauchfleisch auf einen Teller legen und zur Seite stellen. Die Kartoffeln in einem anderen Topf weich kochen, stampfen und unter das Gemüse heben. Zum Schluss, den Speck und die Zwiebel in Würfel schneiden. In einer Pfanne die Butter schmelzen und zuerst den Speck glasig werden lassen. Nun die Zwiebelwürfel dazu geben und alles zusammen braun rösten. Den gesamten Inhalt der Pfanne mit dem Bratfett in das fertige Gemüse geben und gut unterheben. Noch mal alles mit Pfeffer, Salz und Muskat würzen, etwas ziehen lassen und das Gemüse mit dem Bauchspeck auf Tellern anrichten.

Was tat Mutter... wenn mal der Kühlschrank ausfiel?

Erst sehr spät konnten sich meine Eltern einen Kühlschrank kaufen. Dafür musste lange gespart werden. Heute ist es normal, wenn auf Abzahlung gekauft wird. Das wäre für die Beiden nie in Frage gekommen. Da die Technik noch nicht so ausgereift war wie heute, viel auch schon mal der Kühlschrank aus. Da meine Mutter lange Zeit ohne auskommen musste, nahm sie es gelassen hin. Wurst, Fleisch, Käse, Brot und Reste vom Mittagessen legte sie vorsichtig in große Steingutbehälter mit Deckel. Diese stellte sie im Winter in den kältesten Raum der Wohnung. Unser Kohleofen konnte nur die große Wohnküche und das angrenzende, kleine

Wohnzimmer warm halten. Somit kam dafür das Schlafzimmer in Frage. Im Sommer ging Mutter in die Waschküche, wo es angenehm kühl war. Dort stellte sie dann die Steingutbehälter auf. Die Lebensmittel waren stets frisch und hielten sich auch sehr lange. Ja, ja Mütterchen hatte fast immer eine Lösung parat.

Alle Tipps natürlich ohne Gewähr!

Danke für Ihr Interesse

Renate Sültz

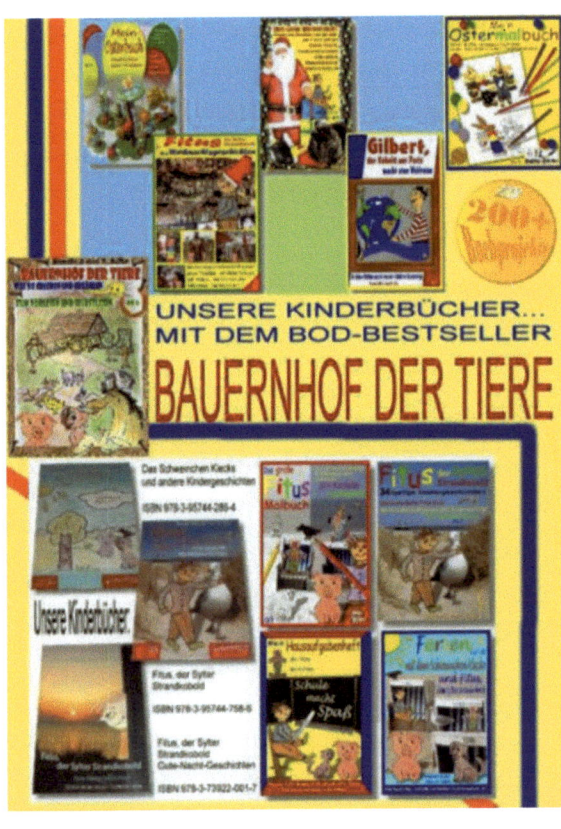